DE LA

FIÈVRE TYPHOÏDE

CHEZ LES ALIÉNÉS

PAR

Aristide BRUNET

DOCTEUR EN MÉDECINE

ANCIEN INTERNE DE L'ASILE PUBLIC D'ALIÉNÉS DE MARÉVILLE

NANCY

IMPRIMERIE NANCÉIENNE, 1, RUE DE LA PÉPINIÈRE

1880

DE LA

FIÈVRE TYPHOÏDE

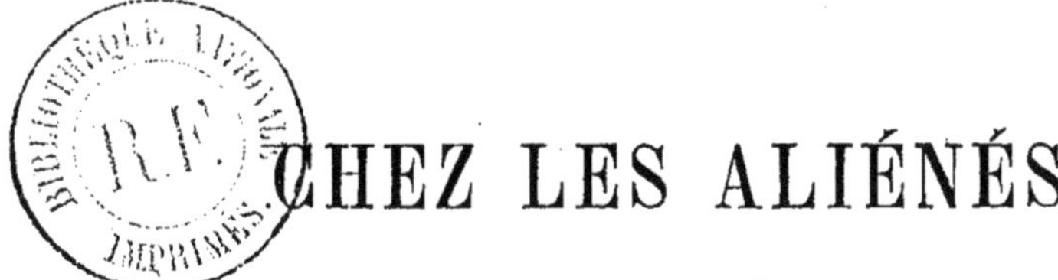

CHEZ LES ALIÉNÉS

PAR

ARISTIDE **BRUNET**

DOCTEUR EN MÉDECINE
ANCIEN INTERNE DE L'ASILE PUBLIC D'ALIÉNÉS DE MARÉVILLE

NANCY
IMPRIMERIE NANCÉIENNE, 1, RUE DE LA PÉPINIÈRE

1880

DE LA

FIÈVRE TYPHOÏDE

CHEZ LES ALIÉNÉS

AVANT-PROPOS

Pendant notre internat à l'Asile d'aliénés de Maréville, nous avons eu l'occasion d'observer plusieurs cas de fièvre typhoïde ; ce fait nous a d'autant plus frappé que notre premier chef de service, M. le docteur Delaporte, nous avait répété que cette affection se rencontre rarement chez les aliénés. Lui-même, pendant toute la durée de son séjour à Maréville, n'en avait rencontré que deux cas, et encore faut-il noter que dans l'un, l'affection typhoïde contractée au dehors par la malade était l'unique cause du délire qui avait nécessité son admission à l'Asile.

M. le docteur Sizaret, partageant l'avis de notre premier maître sur la rareté de la fièvre typhoïde dans le cours des maladies mentales, nous a conseillé de nous livrer à une étude attentive sur cette affection, dans le but de rechercher si elle pouvait avoir quelque influence sur l'état psychique de nos malades au triple point de vue de l'étiologie, des symptômes et de la terminaison.

Nous avons donc pensé qu'il ne serait pas sans intérêt de rechercher les causes de la rareté de la fièvre typhoïde chez les aliénés, et, encouragé dans cette voie par notre maître M. Sizaret, que nous tenons à remercier ici publiquement pour ses savants conseils, nous avons choisi cette question comme sujet de notre Thèse inaugurale.

Voici le plan de notre travail :

I. Historique ;

II. Observations ;

III. Causes de la rareté de la fièvre typhoïde chez les aliénés ; — Causes probables de la fièvre typhoïde à Maréville ;

IV. Réflexions générales ;

V. Conclusions.

HISTORIQUE

Les vésanies étaient peu connues dans l'antiquité. Les fous étaient alors considérés comme sorciers, possédés du démon et comme tels, souvent livrés au bourreau. Il faut aller jusqu'à la fin du siècle dernier pour que la folie soit enfin regardée comme une maladie. Ce fut certainement un grand progrès que nous dûmes aux travaux de Pinel et d'Esquirol. L'histoire des maladies mentales commence véritablement à cette époque.

En 1804, Prost croit que l'affection typhoïde est une des terminaisons les plus fréquentes de la folie. Dans son traité intitulé : *Médecine éclairée par l'observation et l'ouverture des corps*, nous trouvons ce passage p. LXI : « Les symptômes de la fièvre ataxique s'observent fréquemment dans les délires maniaques, dans les phrénésies, après l'usage des liqueurs spiritueuses. » Pour cet auteur, la fièvre ataxique « consiste dans l'inflammation de la membrane interne des intestins avec ou sans excoriations » et toutes les causes qui peuvent « déterminer la phlogose de la membrane muqueuse intestinale et l'irriter fortement, » telles que l'impression du froid, les substances irritantes, le séjour des matières dans les intestins, engendrent souvent la fièvre ataxique. Les malades qui font le sujet des observations relatées dans cet ouvrage sont souvent d'un âge avancé et épargné généralement par la fièvre typhoïde. D'ailleurs Prost a fait de nombreuses autopsies, et dans ses comptes-rendus nous n'avons jamais reconnu les lésions spécifiques que l'on rencontre dans cette affection.

Pinel (1809) professe les mêmes idées que Prost sur la fréquence de la fièvre ataxique et adynamique chez les aliénés.

En 1820, Georget, tout en reconnaissant l'extrême rareté des affections aiguës relativement à la fréquence des affections chroniques, dit qu'elles se trouvent à peine dans la proportion de 1 à 50. Mais plus loin il ajoute (*De la Folie*, 1820, page 462) : « J'ai dit que les maladies aiguës étaient extrêmement rares. La plus fréquente est l'inflammation du canal alimentaire ; viennent ensuite la fièvre ataxique et la péripneumonie. » Il faudrait savoir ce que Georget entend par fièvre ataxique, et voir s'il ne confond pas cette affection avec la fièvre typhoïde. En effet, plus loin (page 463) nous lisons : « Dans la fièvre ataxique, il ne se passe rien du côté de l'abdomen : tout est dans le cerveau. » Certainement dans la fièvre typhoïde il y a des accidents cérébraux, mais ce qui caractérise surtout cette affection, ce sont assurément les lésions des plaques de Peyer et des follicules clos.

En 1833, Calmeil, se basant sur l'autorité des auteurs précités, admet complètement leurs opinions, d'après ce que nous lisons dans le Dictionnaire de médecine (article *Aliénés*, t. II, p. 187). « Ils (les fous) » ne sont point exempts de fièvres typhoïdes (Pinel, Esquirol). Nous » possédons plusieurs exemples de dothinentéries observées dans les » infirmeries de Charenton. Il ne manquait rien à l'ensemble des » symptômes qui ont offert diverses nuances, différents degrés d'intensité. Toujours ces affections se sont manifestées sur de jeunes sujets ; » elles ont été rares sur les femmes ; le délire qui existait avant le » début de l'affection typhoïde a quelquefois été modifié, et il a pris un » aspect nouveau, qui lui a donné quelque ressemblance avec le dé- » lire vague des maladies aiguës ; quelques aliénés ont succombé, » quelques-uns sont restés fous après et depuis leur convalescence ; » d'autres sont guéris sans qu'il ait été possible d'apprécier au juste si » l'affection typhoïde a contribué ou non à cette guérison. »

Calmeil ne partagea pas toujours cet avis ; nous le verrons plus loin (en 1865) soutenir une opinion tout à fait opposée.

En 1838, paraît le *Traité des maladies mentales*, d'Esquirol. Nous trouvons dans le tome II, page 179, les lignes suivantes : « Les maniaques ne meurent pas de l'affection cérébrale, ils meurent de la fièvre » typhoïde, ataxique, cérébrale, de la phtisie pulmonaire, de convul- » sions épileptiformes. »

Dans le tome Ier, page 442, cet auteur, parlant des maladies auxquelles succombent les lypémaniaques, sur un total de 176 décès, en attribue 10 à la fièvre adynamique, et dans les résultats des autopsies résumés dans un tableau (t. I, p. 464), on ne trouve néanmoins pas indiquées les lésions de la fièvre typhoïde.

Thore, dans son travail intitulé : *Etudes sur les maladies incidentes des aliénés* (1), est le premier manigraphe qui soutient que la fièvre typhoïde est une affection observée rarement dans le cours des maladies mentales. Après avoir parlé longuement des maladies qui affectent généralement les individus atteints de vésanies, il aborde le sujet qui nous occupe. Nous ne pouvons mieux faire que de citer textuellement ses paroles :

« Quant à nous, dit-il, nous pouvons affirmer que nous n'avons pas » noté, pendant toute une année passée dans l'hospice de Bicêtre, un » cas de fièvre typhoïde, et plusieurs de nos collègues, qui nous ont » précédé dans le même service, ont fait la même remarque. »

« Une seule fois nous avons cru en trouver un exemple chez un individu envoyé dans un autre hôpital avec la plupart des symptômes qu'on peut attribuer à la fièvre typhoïde : stupeur, prostration, dents fuligineuses, lèvres encroûtées, langue sèche, fendillée, brunâtre ; diarrhée abondante, gargouillement dans la fosse iliaque droite, avec douleur dans ce point ; selles et urines involontaires ; râles sibilants dans toute l'étendue de la poitrine ; pouls faible et très accéléré. Nous nous attendions à trouver à l'autopsie les caractères anatomiques de la dothinentérie. Nous avons trouvé ceux de l'entérite : injection très vive et ramollissement de la muqueuse, petits abcès dans le tissu cellulaire sous-muqueux, pas de tuméfaction ni d'ulcération des plaques de Peyer, les ganglions mésentériques sains. » (*Annales médico-psychologiques*, 1re série, t. VII, p. 375-376.)

(1) Ces études ont paru dans les *Annales médico-psychologiques*, 1re série, t. 3, 4, 5, 6, 7, 8 et 9, 1844-1847.

Thore est convaincu de l'extrême rareté de la fièvre typhoïde chez les aliénés. Pour lui, Georget et Esquirol ont confondu cette affection avec un état particulier se présentant avec des symptômes typhoïdes, état que l'on rencontre souvent chez les aliénés et que Calmeil qualifie de délire aigu.

Plus loin, Thore parle de la folie consécutive à la fièvre typhoïde. Pour nous, qui ne voulons étudier cette affection qu'autant qu'elle survient dans le cours d'une maladie mentale préexistante, ce sujet ne rentre pas dans la tâche que nous nous sommes imposée.

En 1865, nous voyons Calmeil, qui naguère professait les mêmes opinions que Pinel et Esquirol, abandonner complètement les idées anciennes et se ranger entièrement à l'avis de Thore. Aussi constatons ce qu'il écrit dans le *Dictionnaire encyclopédique des sciences médicales* (article *Aliénés*, t. III, p. 182) : « L'entérite folliculeuse est certainement une maladie des plus rares chez les sujets aliénés d'ancienne date. » En 1833, nous imprimions le passage qu'on va lire : « Les aliénés ne sont point exempts de fièvres typhoïdes (Pinel, Esquirol), etc., etc., *cité plus haut*, page 4. » Et plus loin : « On aurait tort de conclure de cette citation que l'entérite folliculeuse figure fréquemment au nombre des maladies intercurrentes des aliénés. »

Calmeil est même beaucoup plus exclusif. Après avoir démontré que Pinel, Esquirol, Georget, Prost avaient confondu les fièvres gastro-adynamique, ataxique, ataxo-adynamique avec des phlegmasies intestinales diffuses, cet auteur ajoute, p. 183 : « Quant aux cas de fièvre dite typhoïde, observés par nous dans les infirmeries de Charenton, il a été bien constaté par l'inspection des follicules de Brunner et de Peyer, qu'ils se rapportaient d'une manière positive à l'entérite folliculeuse ; mais en étudiant de nouveau ces exemples, nous venons de constater que presque tous ont été recueillis sur des sujets récemment entrés dans l'établissement et dont l'aliénation mentale avait été vraisemblablement provoquée par l'invasion de la phlegmasie intestinale. Dans la plupart de ces cas, l'entérite folliculeuse devait donc être inscrite parmi les maladies antécédentes, plutôt que parmi les maladies intercurrentes susceptibles d'affecter les sujets aliénés ou en délire. »

En 1868, le docteur Wille eut l'occasion d'être témoin de deux épidémies de fièvre typhoïde, l'une dans la division des hommes de l'asile de Goppingen, l'autre à l'asile de Münsterlingen. Il a cru remarquer à cette époque que la symptomatologie de l'entérite folliculeuse chez les aliénés ne se distinguait pas essentiellement de la fièvre typhoïde. (Allegemein Zeitschr. für Psychiatrie, analyse in *Annales méd. psych.*, 4e série, t. XI, p. 137.)

En 1870, M. Nasse fait un travail sur la fièvre typhoïde dans ses rapports avec l'aliénation mentale. Nous lisons, en effet, dans les *Annales médico-psychologiques* (5e série, t. 7, p. 138) les passages suivants : « Dans une première partie de son ouvrage M. Nasse détermine les caractères spéciaux des formes phrénopathiques qui reconnaissent une affection typhoïde comme cause indéniable. » Plus loin : « Dans une autre partie de son travail, Nasse traite de l'influence de la fièvre typhoïde sur les phrénopathies préexistantes. D'après les observations qu'il a pu faire à l'asile de Siegburg à l'occasion d'une épidémie grave de typhus abdominal qui y a régné plusieurs années, il se croit autorisé à conclure que cette influence est favorable. »

« Sur 23 aliénés qui étaient atteints en partie de forme grave d'aliénation et chez qui existaient même des symptômes de paralysie, dix se sont rétablis complètement, cinq ont présenté une amélioration durable, deux une amélioration passagère : chez 6 seulement, l'affection typhoïde est restée sans influence. La guérison de l'affection mentale commence avec la cessation de la fièvre, et Nasse cherche à l'expliquer par la disparition de l'hypérémie préexistante et de l'infiltration séreuse du cerveau sous l'influence de l'anémie. »

« De toutes les maladies intercurrentes, et c'est là sa conclusion, la fièvre typhoïde est celle qui exerce sur les maladies mentales l'influence la plus heureuse. »

Wille fut frappé sans doute des observations de Nasse. Directeur de l'asile de Rheinau, près Zurich, il publia en 1872 un travail intitulé : *La fièvre typhoïde chez les aliénés*. Dans un travail antérieur sur le même sujet, il avait affirmé que : « l'action de la fièvre typhoïde sur l'aliénation mentale ne consiste qu'en une amélioration passagère et encore cette amélioration doit-elle se rapporter à la sensation de bien-être que l'on éprouve à la suite d'une fièvre de longue durée. Telle est du moins la règle. » Au contraire, Nasse, dans un travail présenté au dernier Congrès des médecins allemands à Insbruck, avait conclu en sens inverse que cette pyrexie a une influence favorable et même curative sur l'affection mentale. » C'est pour affirmer de nouveau son opinion que Wille publie alors 14 nouvelles observations de fièvre typhoïde.

La même année, le docteur Chatelain, médecin directeur de l'asile de Préfargier (Suisse), publie un travail ayant pour titre : *Variole et Psychose ; contribution à l'étude des maladies incidentes chez les aliénés*. (Annales médico-psychologiques, 5e série, t. 7). Nous y trouvons les réflexions suivantes : « ..... C'est la première fois qu'une épidémie quelconque éclate à Préfargier depuis 24 ans qu'il existe ; on n'y a notamment jamais vu de fièvre typhoïde (sur un total de 1,900 malades), quoique les villages voisins aient été à diverses reprises visités par des épidémies très graves de cette affection, et ceci vient complètement à l'appui de la remarque faite par Thore dans son étude sur les maladies incidentes des aliénés. »

Après avoir dit qu'il n'a observé aucune guérison due à la variole, il ajoute (pages 201 et 202). « En somme la maladie intercurrente qui paraît avoir le plus souvent une heureuse influence sur la marche des psychoses serait, d'après les travaux de Berthier, de Nasse, de Girard, la fièvre typhoïde, puisque d'après Nasse, Bach a vu dix cas de guérison sur onze, et que Gaye, parmi soixante-deux guérisons de psychoses, en a compté quatre qui étaient dues à cette affection. »

OBSERVATIONS

Avant de relater nos observations, nous croyons nécessaire de dire que le diagnostic des maladies incidentes chez les aliénés présente souvent de sérieuses difficultés. Ainsi, d'une part, voyons-nous des fous se plaindre de maladies imaginaires, de sorte que les médecins ne peuvent obtenir que des renseignements faux. D'autre part, nous voyons souvent des malades en proie à l'agitation la plus grande, gesticulant et gambadant dans les quartiers, succomber subitement sans cause connue. Ce n'est que *post mortem* qu'on reconnaît avoir eu affaire à une pneumonie double, par exemple. Tous les aliénistes sont, depuis longtemps, d'accord sur ce point ; il me suffira donc de citer le passage suivant, extrait du Dictionnaire de médecine en 30 volumes (art. *Folie*, p. 295) : « Le diagnostic des maladies accidentelles chez les aliénés présente souvent de grandes difficultés. D'une part, certains de ces malades se plaignent continuellement de maux qu'ils n'ont pas, trompés comme ils le sont par des sensations fausses ; de l'autre, des aliénés sont atteints des affections les plus graves et n'en disent pas un mot, soit parce que ces affections sont latentes et ne les font pas souffrir, soit parce que le trouble de l'intelligence ne permet pas aux sensations d'arriver jusqu'au centre des perceptions. Sous ce dernier rapport, la médecine des aliénés est beaucoup plus obscure que celle des enfants en bas âge, puisque ces derniers ressentent leurs souffrances et les expriment par leurs vagissements. »

OBSERVATION I.

MANIE AIGUE, FIÈVRE TYPHOÏDE, GUÉRISON DE LA MANIE AIGUE.

N. Marie-Honorine, sans profession, âgée de 24 ans, née et domiciliée à C..., entre à l'asile de Maréville, le 19 juin 1877 (*Service de M. le Dr Sizaret*).

D'après les certificats et rapports médicaux qui accompagnent la malade, N... n'a jamais été bien forte. Elle est la cadette et la dernière survivante d'une famille de seize enfants. Elle a été constamment souffrante et anémique. La menstruation s'est établie tard, difficilement ; elle est supprimée depuis plusieurs mois. La mère a été folle ; plusieurs cousins et cousines (côté maternel), passent pour aliénés.

Etat actuel. — Taille assez élevée, cheveux châtains et en désordre, yeux bleus, vifs, brillants, hagards ; physionomie mobile ; maigreur excessive.

20 juin. — Nous trouvons Mlle N... Marie en proie à une grande surexcitation. Elle a été tellement agitée la nuit qu'on a été obligé de lui mettre la camisole. C'est ainsi qu'elle nous apparaît commettant les actes les plus désordonnés. La malade prononce avec une volubilité incroyable les paroles les plus incohérentes ; elle paraît être sous l'influence d'hallucinations de la vue et de l'ouïe et d'illusions des sens. Cet état dure depuis un mois et persiste jusque vers la fin de juillet. Pendant cette période de temps, la malade est constamment agitée, hallucinée ; désordonnée ; on est obligé souvent de lui mettre la camisole.

21 juillet. — N... est beaucoup moins agitée, mais le désordre existe toujours dans les idées. La sœur du quartier nous la présente comme affaiblie et souffrante. Considérant cet affaiblissement comme une des suites de l'agitation, nous lui prescrivons un régime tonique et du vin de quinquina.

23 juillet. — Nous ne voyons pas la malade qui recherche la solitude. La sœur nous dit qu'elle est toujours plus calme, mais dépérit de plus en plus.

25 juillet. — Nous ne pouvons voir la malade qui redoute notre visite, s'enfuit et se cache à notre approche.

27 juillet. — Nous parvenons enfin à voir Mlle N..., elle est dans un état de débilité excessive. Le calme a fait place à l'agitation la plus grande. L'état de consomption dans lequel se trouve la malade et les changements subits survenus chez elle, nous décident à la placer à l'infirmerie générale. Le soir, nous prenons sa température et son pouls.

T. s. 40°,1 P. 120.

On observe toujours du désordre dans les idées ; cependant la malade répond assez bien à nos questions, ce qu'elle n'avait jamais fait jusqu'alors.

28 juillet.	T. m. 39°,5	P. 110.
	T. s. 40°,2.	P. 116.
29 juillet.	T. m. 39°	P. 104.
	T. s. 40°,3	P. 120.

Les facultés intellectuelles sont dans le même état que précédemment.

30 juillet.	T. m. 39°,4	P. 112.
	T. s. 40°,1	P. 116.

31 juillet.	T. m. 39°,2	P. 112.
	T. s. 40°,1	P. 120.

Nous constatons des taches rosées lenticulaires très nombreuses.

Du côté des facultés intellectuelles nous remarquons de la lenteur dans la parole et un peu de stupeur. On entend dans toute l'étendue de la poitrine et en arrière quelques râles muqueux et sous-crépitants. La percussion donne une sonorité normale.

1er août.	T. m. 38°,9	P. 112.
	T. s. 39°,6	P. 124.
2 août.	T. m. 38°	P. 104.
	T. s. 39°,6	P. 120.

La température paraît s'abaisser légèrement. La stupeur est un peu plus prononcée.

3 août.	T. m. 37°,8	P. 104.
	T. s. 40°	P. 128.
4 août.	T. m. 37°,9	P. 100.
	T. s. 39°	P. 112.

La malade répond assez bien à nos questions et nous raconte ce qu'elle a éprouvé durant sa maladie. Le désordre des idées et des actes était dû à des hallucinations de la vue et de l'ouïe.

5 août.	T. m. 37°,3	P. 84.
	T. s. 39°,1	P. 100.
6 août.	T. m. 37°,8	P. 92.
	T. s. 39°,2	P. 100.

Mlle N... nous dit : « *Je sors comme d'un rêve; il me semble renaître à la vie. Ai-je été longtemps dans cet état ?* »

7 août.	T. m. 36°	P. 88.
	T. s. 38°,5	P. 100.
8 août.	T. m. 37°,1	P. 92.
	T. s. 38°,2	P. 100.

La malade est en pleine convalescence de sa fièvre typhoïde. Les idées apparaissent tous les jours plus nettes et plus précises. Elle se rend un compte exact de sa situation antérieure. Elle voyait des personnes lui faire des grimaces et leur répondait. Voilà les motifs, nous dit-elle, pour lesquels elle criait et gesticulait. Elle se le rappelle parfaitement, seulement elle ignore combien de temps elle a été malade.

Pendant quelques jours, le soir, il est vrai, il y a encore une légère élévation de température. Le thermomètre marque 38° jusque vers le 14 août. Comme on alimente la malade, cette augmentation de la température pourrait être due à la *febris carnis*. La convalescence fut régulière et se passa sans aucun accident. A aucun moment, la malade ne présenta aucune agitation ni aucun trouble de l'intelligence.

Mlle N... était complètement guérie de l'affection mentale qui avait nécessité son entrée à l'asile de Maréville. Elle est encore très affaiblie, mais, grâce à un régime réparateur et à un traitement approprié, elle peut sortir de l'asile et rentrer dans sa famille où elle se rétablit entièrement.

RÉFLEXIONS. — Ainsi nous avons pu remarquer chez cette malade une agitation maniaque intense durant tout son séjour à l'asile. Les premiers symptômes de la fièvre typhoïde apparaissent et l'agitation cesse. Bientôt après, les hallucinations diverses, sous l'influence desquelles se trouvait placée la malade, n'existent plus. Plus de délire, plus d'incohérence dans les idées ; la malade répond raisonnablement aux questions qu'on lui adresse. Cette amélioration augmente de jour en jour et lorsque la malade est guérie de sa fièvre typhoïde, nous constatons aussi la guérison complète de la manie. Aussi croyons-nous justement attribuer cette guérison à la fièvre typhoïde.

OBSERVATION II.

MANIE, FIÈVRE TYPHOÏDE, GUÉRISON DE LA MANIE.

P..., Octave, vigneron, âgé de 18 ans, né et domicilié à Ch..., entre à l'asile de Maréville, le 24 mars 1877 (*Service de M. le Dr Christian*).

Ce malade, à son entrée, est considéré comme atteint de manie aiguë, caractérisée par l'incohérence des idées et des actes et une grande loquacité. On constate aussi un certain degré de faiblesse intellectuelle.

L'état d'agitation noté au début ne persiste pas. Pendant toute la durée de son séjour à l'asile, P... est d'un caractère assez irritable. Néanmoins il est généralement assez tranquille, mais à peu près dans chaque mois il y a quelques jours où il s'excite, devient « réclameur », désagréable.

Le 20 août 1878, il est atteint d'une fièvre typhoïde grave, dont le diagnostic ne laisse aucun doute.

Dans le cours de cette affection, notons au point de vue qui nous occupe, que, malgré la gravité des symptômes typhiques, le malade n'a pas eu de délire et est resté calme. Après la convalescence, il est toujours resté dans le même état satisfaisant. Le délire n'avait pas reparu deux mois après, date de la sortie du malade, qui a quitté l'asile le 8 décembre 1878, paraissant complètement guéri.

Nous pensons donc, sans être taxé d'exagération, pouvoir attribuer à la fièvre typhoïde une influence heureuse sur la manie.

OBSERVATION III.

DÉLIRE GÉNÉRAL, FIÈVRE TYPHOÏDE, DISPARITION DU DÉLIRE, MORT.

L..., Eléonore-Julia, âgée de 30 ans, institutrice, née et domiciliée à B..., entre à l'asile de Maréville le 9 mai 1876 (*Service de M. le Dr Sizaret*).

D'une constitution assez forte, d'un tempérament lymphatique. Déprimée au moment de son entrée, elle répond difficilement à nos questions.

« Un acteur du théâtre de Lunéville est son mauvais génie. Elle le rencontre partout s'opposant à la réalisation de ses entreprises. Au moyen de la physique, il la tourmente continuellement, il l'électrise et lui occasionne des attaques de nerfs terribles. Pendant la nuit cet acteur trouve encore le moyen de la poursuivre ; il lui envoie d'affreux cauchemars ; elle se voit menacée par des assassins, se croit tombée entre les mains des brigands et s'éveille en sursaut dans une terreur inexprimable. Elle se croit chargée d'une mission divine ; elle doit sauver la France, mais jusqu'ici elle en a été empêchée par la physique. » L... est donc atteinte de *délire général*, avec prédominance d'idées de grandeur et d'idées de persécution, d'hallucinations et d'illusions multiples.

Cette malade reste treize mois à l'asile sans que l'on ait constaté de changement notable dans la nature de son délire. Elle ne parle plus de l'acteur qui la poursuit, mais elle se croit toujours sous l'influence de la « physique, » du « magnétisme. »

Le 23 juin, elle entre à l'infirmerie générale. Nous l'interrogeons ; elle répond bien à nos questions. Elle nous dit être malade depuis environ dix jours. Elle n'osait pas se présenter à nous « à cause des bêtises qu'elle nous avait racontées antérieurement. »

Métrorrhagies abondantes depuis huit jours, épistaxis répétées. Céphalalgie frontale intense, vertiges, bourdonnements d'oreilles.

T. 40°, P. 120.

La malade se plaint de douleurs abdominales, surtout dans la fosse iliaque droite, où nous constatons du gargouillement. Plusieurs selles diarrhéiques.

24 juin.	T. m.	38°,2	P. 112.
	T. s.	39°,6	P. 120.

Quelques taches rosées lenticulaires.

25 juin.	T. m.	38°,5	P. 100.
	T. s.	39°,3	P. 116.
26 juin.	T. m.	37°,4	P. 86.
	T. s.	38°,2	P. 100.
27 juin.	T. m.	37°,6	P. 90.
	T. s.	38°,5	P. 100.
28 juin.	T. m.	38°	P. 120.
	T. s.	39°,6	P. 124.

La percussion de la poitrine donne, en arrière, de la submatité plus accentuée aux bases. A l'auscultation, on constate la présence de râles sous-crépitants dans toute l'étendue de la poitrine. L'amélioration des facultés intellectuelles, observée depuis quelques jours, persiste.

29 juin.	T. m.	39°,8	P. 120.
	T. s.	40°,4	P. 124.

Mêmes symptômes pulmonaires.

30 juin.	T. m.	40°,6	P. 120.
	T. s.	40°,5	P. 124.

Les symptômes des voies respiratoires s'aggravent de plus en plus, mais l'intelligence reste toujours nette.

1er juillet.	T. m.	40° 2	P. 120.
	T. s.	40°,4	P. 124.

On constate du délire. La langue et les lèvres sont recouvertes de fuliginosités. Il y a de la surdité. Malgré l'application de nombreuses ventouses sèches, l'hypostase est considérable; l'hématose se fait mal.

2 juillet.	T. m.	39°,4	P. 120.
	T. s.	40°,3	P. 124.

Aggravation des symptômes précédents.

3 juillet.	T. m.	40°,5	P. 120.

Meurt le soir à huit heures.

L'autopsie n'a pu être faite.

Ainsi donc, nous avons une malade atteinte de délire général. Elle a la fièvre typhoïde et aussitôt les idées de grandeur, les idées de pérsécution disparaissent. La malade n'est plus tourmentée par des illusions. Les hallucinations ont absolument cessé. L... a complètement recouvré la raison. Cet état dure pendant toute la fièvre typhoïde jusqu'au jour (1er juillet) où les symptômes pulmonaires deviennent graves et emportent la malade le surlendemain. Si elle avait guéri de sa fièvre typhoïde, nous aurions pu espérer que l'amélioration persisterait comme dans les deux observations précédentes.

OBSERVATION IV.

FOLIE CIRCULAIRE, FIÈVRE TYPHOÏDE, DISPARITION DU DÉLIRE, MORT.

J..., Eugénie, née et domiciliée à G..., âgée de 26 ans, entre à l'asile de Maréville, le 2 mars 1876 (1). (*Service de M. le Dr Sizaret.*)

Melle J..., devenue enceinte, a été délaissée par son amant. Pendant sa grossesse, elle a eu des hémorrhagies utérines abondantes, qui l'ont beaucoup affaiblie. Malgré son état elle se livre, dans la fabrique où elle est employée, à un travail pénible et très fatigant. Pendant la durée de la gestation, elle passe tous ses moments libres et une partie des nuits à gémir et à prier. L'accouchement a lieu normalement le 28 juillet 1875 et, le quatrième ou le cinquième jour suivant, elle donne des signes évidents d'aliénation mentale. Elle est continuellement sous l'influence d'hallucinations de la vue et de l'ouïe ; il lui semble voir des animaux immondes autour d'elle ; elle croit être couverte d'insectes, de reptiles. Cet état dure environ quinze jours, sans changement aucun, puis ses hallucinations, sans cependant avoir disparu complètement, sont moins fréquentes.

Vers la fin de décembre, les règles reparaissent. A ce moment on remarque que Melle J... est beaucoup plus excitée et plus hallucinée qu'auparavant. Cet état de recrudescence dure environ quinze jours, après lesquels la malade jouit de quinze jours d'un calme relatif.

Depuis lors, à chaque époque menstruelle, la malade s'excite, prononce les paroles les plus incohérentes, est sous l'influence d'hallucinations diverses. Parfois, au contraire,

---

(1) Le sang de cette malade a été recueilli à l'abri du contact de l'air, par M. Feltz, et a servi à l'étude des infiniment petits.

elle est déprimée, a des terreurs imaginaires, est tourmentée par des idées de persécution. A ces deux états succède une période de calme, dans laquelle la malade paraît jouir de la plénitude de ses facultés. Elle s'occupe alors aux travaux de la couture.

Pas d'antécédents héréditaires connus.

On ne constate aucune modification dans l'état mental de J... jusqu'en juillet 1877, époque à laquelle elle est atteinte de fièvre typhoïde.

Alitée le 27 juillet, le début de son affection remonterait au 20 juillet. Elle se plaint de céphalalgie, de courbature générale, de douleurs abdominales, de vertiges, de bourdonnements d'oreilles. La malade a des métrorrhagies abondantes depuis le 20 juillet; elle a eu plusieurs épistaxis. Selles diarrhéiques. Nous constatons un météorisme considérable, de la sensibilité et du gargouillement dans la fosse iliaque droite.

28 juillet.	T. m. 39°	P. 112.
	T. s. 40°	P. 120.
29 juillet.	T. m. 38° 7	P. 108.
	T. s. 40°,1	P. 120.
30 juillet.	T. m. 39°,7	P. 112.
	T. s. 40°,4	P. 112.

On constate la présence de taches rosées lenticulaires nombreuses. Les métrorrhagies persistent.

31 juillet.	T. m. 39°,4	P. 104.
	T. s. 40°,5	P. 116.
1er août.	T. m. 38°,5	P. 104.
	T. s. 40°,5	P. 120.

La malade n'a plus de pertes utérines.

2 août.	T. m. 39°,1	P. 104.
	T. s. 40°,3	P. 116.
3 août.	T. m. 40°	P. 120
	T. s. 40°,5	P. 112.

Elle est très oppressée. La percussion de la poitrine donne, en arrière et dans les deux bases, de la submatité. L'auscultation révèle des râles sous-crépitants dans toute l'étendue de la poitrine, mais plus accentués aux bases. On applique quelques sinapismes.

4 août.	T m. 39°,1	P. 112.
	T. s.. 40,5	P. 116.

La malade a moins d'oppression. La respiration se fait mieux; on entend beaucoup moins de râles.

5 août.	T. m. 39°,4	P. 104.
	T. s. 40°,6	P. 112.

6 août. T. m. 39° P. 112.
T. s. 39°,9 P. 104.

L'auscultation ne donne plus que des bruits normaux.

7 août. T. m. 38°,4 P. 112.
T. s. 38°,9 P. 120.
8 août. T. m. 38°,4 P. 108.
T. s. 40°,3 P. 120.

L'intelligence est conservée. La malade répond toujours très bien à nos questions.

9 août. T. m. 37°,4 P. 108.
T. s. 39°,5 P. 128.
10 août. T. m. 38°,9 P. 116.
T. s. 39°,8 P. 120.

Les facultés intellectuelles sont dans le même état que précédemment.

11 août. T. m. 38° P. 116.
T. s. 39° P. 112.
12 août. T. m. 39°,5 P. 120.
T. s. 40°,1 P. 120.

Stupeur légère. Les lèvres et les dents sont remplies de fuliginosités, la langue est sèche, noirâtre.

13 août. T. m. 38°,8 P. 120.
T. s. 40°,1 P. 120.

Les symptômes pulmonaires, qui avaient disparu, reparaissent avec assez d'intensité. L'état général s'aggrave, la stupeur augmente. La malade ne répond plus à nos questions.

14 août. T. m. 38°,7 P. 116.
T. s. 39°,5 P. 120.
15 août. T. m. 38°,5 P. 112.
T. s. 39°,5 P. 116.

Stupeur profonde.

16 août. T. m. 39°,5 P. 108.
T. s. 40°,1 P. 120.
17 août. T. m. 38°,4 P. 120.
T. s. 39°,5 P. 120.

L'asphyxie et la congestion pulmonaire augmentent, et la malade succombe à 11 heures du soir.

L'autopsie est faite à la Faculté de Médecine par MM. les docteurs Sizaret et Baraban qui ont constaté les lésions bien caractéristiques de la fièvre typhoïde : plaques de Peyer engorgées, d'autres ulcérées et plusieurs en voie de réparation.

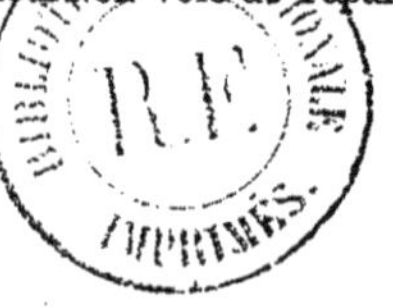

Réflexions. — Chez cette femme, le délire a complètement cessé dès l'apparition de la fièvre typhoïde. Aucune hallucination, aucun trouble cérébral ne s'est manifesté pendant tout le cours de cette affection. Il nous semble que nous pouvons appliquer à cette malade les réflexions dont nous avons fait suivre l'observation précédente.

OBSERVATION V.

MANIE CHRONIQUE ; FIÈVRE TYPHOÏDE ; GUÉRISON TEMPORAIRE.

S... Marguerite, femme H..., vigneronne, âgée de 35 ans, née et domiciliée à M... (Lorraine allemande), entre à l'asile de Maréville le 20 septembre 1874 (*Service de M. le Dr Sizaret*).

Tempérament nerveux, constitution robuste. L'aliénation remonterait à un an avant son entrée et aurait pour cause probable des mauvais traitements de la part de son mari. — Manie chronique, avec prédominance d'hallucinations de la vue et de l'ouïe, sous l'influence desquelles elle est excitée très souvent. Dans ses moments de calme, elle s'occupe assez irrégulièrement à des travaux de couture ; mais le trouble des idées est toujours aussi profond. Pendant toute la durée de son séjour à l'Asile, cette femme a des alternatives d'agitation maniaque et de calme relatif. L'excitation a surtout lieu la nuit. — Le délire n'a pas varié.

Le 29 juillet 1877, H... vient réclamer nos soins, se plaignant de souffrir horriblement. (Auparavant, elle s'éloignait généralement de nous au moment de la visite.) Nous la faisons entrer à l'infirmerie.

La sœur de son quartier nous dit que depuis une huitaine de jours, cette malade, qui est plus calme, se tient constamment couchée à terre, dans un coin, loin des autres malades. Elle a des pertes utérines continuelles depuis cette époque : elle a eu aussi des épistaxis. — La malade, qui paraît avoir recouvré complètement l'usage de ses facultés intellectuelles, nous dit éprouver, depuis environ une semaine, de la céphalalgie, des vertiges, des bourdonnements d'oreilles.

	T. s. 40°,2	P. 120.
30 juillet.	T. m. 39°,1	P. 116.
	T. s. 40°	P. 120.

A la percussion du thorax, sonorité normale ; l'auscultation révèle, dans les deux bases et en arrière de la poitrine, des râles sous-crépitants qui sont plus marqués à gauche. —

Nous ne constatons aucun délire ; la malade répond parfaitement aux questions que nous lui adressons.

31 juillet.	T. m. 38°.4	P. 96.
	T. s. 40°	P. 120.

Mêmes symptômes du côté de la poitrine. Diarrhée. Gargouillement dans la fosse iliaque droite.

1er août.	T. m. 38°,2	P. 92.
	T. s. 39°,6	P. 100.

Mêmes symptômes que précédemment; on constate l'éruption de taches rosées lenticulaires.

2 août.	T. m. 39°,2	P. 112.
	T. s. 39°,3	P. 100.
3 août.	T. m. 38°,9	P. 90.
	T. s. 39°,9	P. 100.

Taches rosées très nombreuses. Du côté de l'intelligence, les idées restent nettes.

4 août.	T. m. 38°.9	P. 80.
	T. s. 39°,9	P. 104.
5 août.	T. m. 38°,8	P. 80.
	T. s. 39°,4	P. 100.

Les râles qu'on entendait dans la poitrine ont disparu.

6 août.	T. m. 38°,2	P. 92.
	T. s. 38°,6	P. 100.
7 août.	T. m. 37°,8	P. 84.
	T. s 38°,5	P. 80.
8 août.	T. m. 37°,8	P. 88.
	T. s. 38°.4	P. 92.
9 août.	T. m. 36°,8	P. 80.
	T. s. 38°,2	P. 92.
10 août.	T. m. 36°,7	P. 80.
	T. s. 38°,1	P. 84.

A dater de ce jour commence la convalescence. Il y a bien encore pendant quelques jours des oscillations dans la température. Le soir surtout, le thermomètre accuse une élévation de un degré à un degré et demi ; mais cela dure peu, et le 30 août la guérison est complète.

RÉFLEXIONS. — Il est à remarquer que pendant toute la durée de la fièvre typhoïde, on n'a constaté aucune espèce de délire chez Mme H....

Les hallucinations de la vue et de l'ouïe ont disparu; il n'existe plus d'agitation, plus d'incohérence dans les idées. La malade répond très bien à nos questions; elle parle raisonnablement, au point que nous la croyons guérie de son affection mentale. Mais, ayant affaire à une manie essentiellement chronique, nous préférons garder près de nous cette personne pendant quelque temps encore avant de lui rendre la liberté. Mme H... conserve la plénitude de ses facultés intellectuelles jusqu'au 10 septembre. A cette époque, elle est prise subitement d'un accès d'agitation maniaque, qui dure une quinzaine de jours. Depuis elle est restée sous l'influence du même délire qui avait nécessité son entrée à l'Asile de Maréville.

OBSERVATION VI

FOLIE HÉRÉDITAIRE; FIÈVRE TYPHOÏDE; SUSPENSION DES TROUBLES INTELLECTUELS.

R... Amélie, femme J..., âgée de 30 ans, cultivatrice, née et domiciliée à X..., entre à l'Asile de Maréville le 14 septembre 1877 (*Service de M. le Dr Sizaret*).

Enceinte pour la neuvième fois, elle est accouchée trois semaines environ avant son entrée à l'Asile. Après chacune de ses couches, la malade a eu quelques accès d'agitation maniaque qui ont disparu assez vite. Il y a trois semaines, elle est atteinte de panophobie; les personnes qui l'approchent lui font peur; les objets reluisants lui causent de l'effroi. La malade nous donnant ces renseignements elle-même, avec calme et avec une certaine suite dans les idées, nous croyons avoir affaire à une manie puerpérale en voie de guérison. Mais nous sommes bientôt détrompé. La malade est de nouveau en proie à l'agitation maniaque la plus intense; celle-ci ne cesse d'ailleurs qu'avec l'apparition des symptômes de la fièvre typhoïde.

Dans l'intervalle, son médecin, le docteur Jacquot, nous donne des renseignements sur les antécédents de cette malade, et nous la considérons alors comme atteinte de *folie héréditaire* avec aggravation des symptômes vésaniques due à des grossesses répétées. — En effet, la nommée R... Amélie, dans la famille de laquelle on compte plusieurs aliénés (côté paternel et côté maternel), n'a jamais joui complètement de la plénitude de ses facultés. Jeune fille, elle se faisait remarquer par ses extravagances et ses excentricités ; mariée, elle conserve son caractère mobile, divague constamment et s'excite à propos de rien. Après chacune de ses couches, elle est agitée et parle avec une incroyable volubilité. L'incohérence des idées est excessive.

Pendant les mois d'octobre et de novembre, nous constatons le même état d'agitation que dans les jours qui ont suivi son entrée à Maréville. Le 10 décembre, cette malade se plaint à la visite de malaise général, de maux de tête, de manque de forces, et d'anorexie ; on lui prescrit une purgation. Le surlendemain, elle entre à l'infirmerie générale ; elle a beaucoup de fièvre ; le thermomètre marque le soir 40°,3 ; le pouls est à 120.

Le 13 au matin, nous l'examinons attentivement et nous constatons les symptômes d'une fièvre typhoïde qui serait arrivée probablement à la fin du premier septénaire. Du côté du système nerveux : céphalalgie continue, prostration des forces, vertiges, bourdonnements d'oreilles, courbatures générales. Pas d'épistaxis, métrorrhagies assez abondantes. L'agitation maniaque a entièrement disparu. La malade répond parfaitement à nos questions et ne pense qu'à l'heureux moment où elle pourra retourner près de son mari, pour soigner sa nombreuse famille. Du côté du système digestif : inappétence, langue chargée. Le ventre n'est ni ballonné, ni douloureux. On y remarque des taches rosées lenticulaires et quelques pétéchies. Constipation.

	T. m. 39°	P. 96.
	T. s. 40°	P. 120.
14 décembre.	T. m. 39°,2	P. 100.
	T. s. 40°	P. 116.

Il y a un peu de surdité. L'état mental est le même que précédemment.

15 décembre.	T. m. 38°,9	P. 92.
	T. s. 39°,2	P. 104.

Plus de métrorrhagies. La constipation cesse sous l'influence d'un purgatif.

16 décembre.	T. m. 38°,6	P. 96.
	T. s. 39°,8	P. 100.

A la percussion de la poitrine, sonorité normale. A l'auscultation, quelques râles sous-crépitants, à la base et en arrière, dus à une légère congestion pulmonaire. La surdité paraît augmentée.

17 décembre.	T. m. 38°,7	P. 92.
	T. s. 38°,9	P. 100.
18 décembre.	T. m. 38°,8	P. 92.
	T. s. 40°,3	P. 116.

Même état physique et mental.

19 décembre.	T. m. 38°,2	P. 84.
	T. s. 39°,5	P. 104.

20 décembre. T. m. 37°,6 P. 80.
T. s. 39°,5 P. 96.

Rien de spécial à signaler.

21 décembre. T. m. 37°,8 P. 80.
T. s. 39°,4 P. 100.

Depuis deux jours on remarque une rémission matinale dans la température. L'état mental est satisfaisant.

22 décembre. T. m. 38°,5 P. 80.
T. s. 39°,3 P. 100.

23 décembre. T. m. 36°,8 P. 68.
T. s. 37°,7 P. 80.

24 décembre. T. m. 36°,5 P. 64.
T. s. 37°,2 P. 00.

La température, les jours suivants, ne présente plus de bien grandes oscillations. La malade entre en convalescence, mais elle est très affaiblie. Le 29 décembre, elle peut à peine se lever ; elle éprouve quelques vertiges même dans la position assise. Néanmoins, la santé revient très vite.

Il est à noter que, pendant toute la durée de l'affection, la malade n'a pas déliré un seul instant et n'a pas prononcé une seule parole incohérente. Cet état persistant pendant la première moitié du mois de janvier, nous songeons à la rendre à sa famille, lorsque, vers le 20, un nouvel accès d'agitation rend impossible sa sortie.

OBSERVATION VII.

IMBÉCILLITÉ ; FIÈVRE TYPHOÏDE.

La nommée S... Victorine, âgée de 28 ans, entre à l'asile de Maréville dans le courant du mois de mai 1879 (*Service de M. le Dr Sizaret*). On reconnaît qu'elle est atteinte d'imbécillité avec impulsions érotiques. Elle jouit d'une bonne santé.

Le 16 octobre, elle entre à l'infirmerie. Elle se plaint d'une céphalalgie frontale presque continue et présente une prostration considérable. Quelques épistaxis. A la pression du ventre, on constate du gargouillement et de la sensibilité dans la fosse iliaque droite. La malade a des selles diarrhéiques. Elle se plaint encore de bourdonnements d'oreilles, dé vertiges, d'éblouissements. La langue est blanchâtre au milieu et rouge sur les bords ; elle colle au doigt. Inappétence et soif vive.

17 octobre.	T. m. 39°	P. 100.
	T. s. 39°,8	P. 120.
18 octobre.	T. m. 39°,4	P. 120.
	T. s. 40°	P. 128.
19 octobre.	T. m. 39°,4	P. 116.
	T. s. 40°,1	P. 120.
20 octobre.	T. m. 39°	P. 116.
	T. s. 39°,9	P. 124.

La malade tousse ; l'auscultation révèle des râles muqueux dans toute l'étendue de la poitrine. Pas de taches rosées.

21 octobre.	T. m. 39°,7	P. 128.
	T. s. 39°,7	P. 120.
22 octobre.	T. m. 38°,6	P. 116.
	T. s. 39°	P. 120.

Taches rosées lenticulaires assez nombreuses sur l'abdomen. Pas de délire. Réponses satisfaisantes aux questions.

23 octobre.	T. m. 38°,4	P. 116.
	T. s. 39°,4	P. 128.
24 octobre.	T. m. 38°,2	P. 120.
	T. s. 39°,3	P. 124.

Rien de spécial à noter.

25 octobre.	T. m. 38°,4	P. 120.
	T. s. 39°	P. 128.
26 octobre.	T. m. 38°	P. 124.
	T. s. 38°,7.	P. 128.
27 octobre.	T. m. 38°.9	P. 120.
	T. s. 39°,3	P. 124.

Pas de délire jusqu'à ce jour. Les symptômes pulmonaires ont disparu.

28 octobre.	T. m. 38°,2	P. 120.
	T. s. 39°,4	P. 128.
29 octobre.	T. m. 37°,4	P. 116.
	T. s. 39°	P. 120.
30 octobre.	T. m. 37°,2	P. 112.
	T. s. 38°,6	P. 120.

Même état mental. La température tend à s'abaisser.

31 octobre.	T. m. 37°	P. 120.
	T. s. 37°	P. 116.
1er novembre.	T. m. 38°,3	P. 116.
	T. s. 36°,5	P. 100.
2 novembre.	T. m. 37°,3	P. 112.
	T. s. 36°,3	P. 100.

Les jours suivants, plus de fièvre. La malade a encore un peu de diarrhée. La guérison arrive rapidement.

RÉFLEXIONS. — Nous faisons remarquer, au point de vue qui nous occupe, que, durant le cours de la fièvre typhoïde, l'état mental est resté le même. La malade était bien un peu abattue, mais elle a toujours pu répondre aux questions. Elle n'a pas eu un instant de délire. Mais nous tenons à rappeler que notre malade est atteinte d'imbécillité.

OBSERVATION VIII.

FOLIE MÉLANCOLIQUE STUPIDE; FIÈVRE TYPHOÏDE; MORT.

L... Caroline, âgée de 26 ans, entre à l'asile de Maréville le 21 mai 1878 (*Service de M. le Dr Sizaret*); elle vient de l'asile de Saint-Dizier où elle est restée un mois environ.

Elle est atteinte de folie mélancolique stupide, caractérisée principalement par le défaut absolu d'activité physique et intellectuelle, l'absence de toute spontanéité, un mutisme obstiné. Elle reste dans cet état jusqu'à la fin de septembre 1878, époque à laquelle elle présente déjà quelques troubles gastro-intestinaux et généraux qui font craindre le début d'une fièvre typhoïde.

28 septembre 1878. — Depuis quelques jours, angine catarrhale, inappétence, difficulté d'avaler les aliments, fièvre, soif vive. — Même mutisme. — Auscultation et percussion normales. — La pression, au niveau de la fosse iliaque droite ne détermine aucune douleur. — Selles régulières; pas de diarrhée. — La langue est recouverte d'un enduit blanchâtre assez épais.

	T. s. 40°	P. 120.
29 septembre.	T. m. 39°	P. 116.
	T. s. 40°	P. 120.

30 septembre. — Rougeur très marquée de la face, soif vive, appétit presque nul ; pas de délire ; même mutisme.

T. m. 38°,5
T. s. 39°,4

1er octobre. — Selles diarrhéiques jaunâtres ; douleurs abdominales ; taches rosées nombreuses sur la poitrine.

	T. m. 39°,2	P. 104.
	T. s. 40°,2	P. 120.
2 octobre.	T. m. 39°,2	P. 100.
	T. s. 40°,3	P. 120.

Taches rosées lenticulaires sur l'abdomen.

3 octobre.	T. m. 39°,5	P. 108.
	T. s. 40°,3	P. 120.
4 octobre.	T. m. 38°,7	P. 96.
	T. s. 39°,5	P. 116.

5 octobre. — Langue sale ; dyspnée ; face vultueuse ; jusqu'à ce jour le délire n'a pas apparu ; aucune modification dans l'état mental.

	T. m. 38°,8	P. 96.
	T. s. 39°	P. 104.
6 octobre.	T. m. 39°,4	P. 100.
	T. s. 40°,2	P. 120.

7 octobre. — Dyspnée intense ; constipation ; ballonnement du ventre ; sudamina sur les bras.

T. m. 38°,5	P. 100.
T. s. 39°7	P. 124.

8 octobre. — Une selle dans la nuit (pas de sang). Dyspnée un peu moins intense : le météorisme persiste. Pronostic grave.

T. m. 39°,4	P. 120.
T. s. 39°,8	P. 120.

9 octobre. — Ballonnement du ventre ; douleurs abdominales très vives ; selles diarrhéiques assez fréquentes, mais à aucun moment elles n'ont été sanguinolentes. Dyspnée très intense et respiration fréquente. Râles sous-crépitants dans toute l'étendue de la partie postérieure de la poitrine. On n'a pu prendre sa température.

10 octobre. — Le météorisme est encore plus considérable. L'asphyxie est plus prononcée : la mort arrive dans la soirée.

Réflexions. — Nous tenons à faire remarquer que chez cette malade il n'y a eu aucune modification de l'état mental dans le cours de l'affection intercurrente. La malade n'a pas déliré. Elle était atteinte de folie mélancolique stupide. La fièvre typhoïde qui, généralement, s'accompagne de délire et de stupeur plus ou moins prononcés, n'a ici rien ajouté à l'état habituel de la malade.

OBSERVATION IX.

DÉMENCE ORGANIQE ; FIÈVRE TYPHOÏDE ; MORT.

La nommée G..., Marie-Suzanne, femme K..., âgée de 31 ans, entre à l'asile de Maréville le 11 août 1879 (*Service de M. le Dr Sizaret*).

Atteinte, depuis dix-huit mois environ, de démence organique. — Dans sa famille, cas nombreux d'aliénation mentale (mère, sœur, etc.). Stature moyenne, tête ronde, cheveux en désordre, regard fixe, yeux fortement ouverts et paraissant traduire la crainte ou l'étonnement. Peau sèche, sale et cuivrée. Système nerveux excité et troublé. Depuis plusieurs mois la menstruation est supprimée. La malade a eu, il y a 18 mois, la syphilis pour laquelle elle a suivi un traitement régulier. — Il y a deux ans, congestion cérébrale suivie de névralgies. A partir de cette époque, trouble constant des facultés intellectuelles ; parfois accès violents d'agitation maniaque.

Depuis son entrée à l'asile, même état de démence ; elle est presque continuellement agitée.

Le 27 octobre, la malade entre à l'infirmerie, atteinte de diarrhée. — Inertie. — Un peu de stupeur.

28 octobre. T s. 39°,4

29 octobre. — La diarrhée continue ; vomissements fréquents. — Malaise général. — Abattement. — Langue sèche. — Soif vive. — Il n'y a pas délire.

	T. m. 38°,7	P. 104.
	T. s. 39°,4	P. 116.

30 octobre. — Diarrhée intense ; nausées, polydipsie.

	T. m. 39°	P. 120.
	T. s. 40°	P. 120.
1er novembre.	T. m. 39°,4	P. 116.
	T. s. 40°,4	P. 120.

Les taches rosées apparaissent sur l'abdomen.

2 novembre.	T. m. 39°,3	P. 120.
	T. s. 40°,1	P. 124.

3 novembre. T. m. 40°,2 P. 120.

Mort dans la journée.

L'autopsie a montré les lésions caractéristiques de la fièvre typhoïde.

RÉFLEXIONS. — En faisant attention à la marche de l'affection typhoïde, nous avons remarqué que l'état mental n'avait presque pas été influencé. Cependant il faut noter que notre malade était une démente, fille et sœur d'aliénés. Signalons seulement qu'elle n'a pas eu un instant de délire.

OBSERVATION X.

ÉPILEPSIE; FIÈVRE TYPHOÏDE; SUSPENSION DES ACCÈS.

K..., Camille-Augustine, âgée de 12 ans, entre à l'asile le 29 octobre 1876 (*Service de M. le Dr Sizaret*).

D'après les renseignements fournis par son père, cette jeune fille serait atteinte d'épilepsie depuis l'âge de deux ans ou deux ans et demi. Il n'y a pas d'hérédité : on n'a jamais constaté de maladie nerveuse dans la famille. La cause de son affection serait due à l'onanisme. Dès le berceau, elle avait pour habitude de se croiser les jambes et de se les frotter l'une contre l'autre. Lorsqu'elle a atteint sa sixième année, elle est placée dans plusieurs pensionnats et ses maîtresses ne peuvent la conserver à cause de ses mauvaises habitudes. Ne pouvant la garder près de lui, son père la place à Maréville.

A son entrée à l'asile, Mlle K... a des accès quotidiens, quelquefois même plusieurs accès par jour. Cette jeune fille est d'une forte constitution pour son âge. Pendant toute la durée de son séjour à l'asile de Maréville, Mlle K... ne passe pas un jour sans avoir d'accès d'épilepsie, jusqu'au moment où elle est atteinte de fièvre typhoïde.

Le 17 mai 1877, nous la trouvons couchée : elle se plaint de violents maux de tête, de douleurs intenses du côté des reins, de courbatures générales. Depuis 4 ou 5 jours, elle a éprouvé un certain malaise et a eu des épistaxis. Nous prenons sa température et son pouls :

	T. s. 40°,5	P. 130.
18 mai.	T. m. 39°,3	P. 120.
	T. s. 40°	P. 128.

Quelques selles diarrhéiques. Tendance à la stupeur.

19 mai.	T. m. 39°	P. 120.
	T. s. 40°	P. 124.

Eruption de taches rosées lenticulaires.

20 mai.	T. m. 38°,7	P. 108.
	T. s. 38°,3	P. 100.

Les taches sont très nombreuses. Rien à noter du côté des voies respiratoires.

21 mai.	T. m. 38°	P. 100.
	T. s. 37°,8	P. 92.
22 mai.	T. m. 37°,8	P. 100.
	T. s. 38°,1	P. 100.
23 mai.	T. m. 37°,5	P. 88.
	T. s. 38°,1	P. 96.
24 mai.	T. m. 37°,3	P. 88.
	T. s. 38°,3	P. 100.

La température tend à s'abaisser graduellement. Vers le 1er juin, la convalescence s'établit et la guérison se fait rapidement.

Pendant toute la durée de sa fièvre typhoïde, la malade n'a pas eu d'accès d'épilepsie. Le 17 mai on constate tous les symptômes d'une fièvre typhoïde. Déjà depuis dix jours avant cette époque, Mlle K... n'avait pas eu d'attaques. La convalescence a lieu régulièrement ; la guérison arrive rapidement. On ne constate aucun accès d'épilepsie.

Le 12 juin 1877, Mlle K... se livre de nouveau à ses anciennes habitudes. On note quelques accès d'épilepsie.

Le 13 et le 14, rien de particulier.

Le 15, série d'accès d'épilepsie très violents, se succédant les uns aux autres.

16 juin. — Les accès ont eu lieu toute la nuit ; ils se continuent jusqu'au lendemain matin 17, à 10 heures et se terminent par la mort.

L'autopsie n'a pu être faite, les parents s'y étant opposés.

RÉFLEXIONS. — L'intérêt de cette observation tient à ce qu'elle tend à démontrer, comme l'observation suivante, un fait curieux : c'est que la fièvre typhoïde a interrompu les accès d'épilepsie. On n'en a constaté aucun, ni pendant les prodromes, ni pendant le cours de la maladie, ni pendant la convalescence.

OBSERVATION XI.

FOLIE ÉPILEPTIQUE, FIÈVRE TYPHOÏDE, DISPARITION DES ACCÈS D'ÉPILEPSIE, AMÉLIORATION.

L..., Eugène, vigneron, âgé de 20 ans, né et domicilié à E... (Vosges), entre à l'asile de Maréville le 20 août 1876 (*Service de M. le Dr Christian*).

A son entrée à l'asile, ce malade est en proie à l'agitation la plus grande. Folie épileptique, dont la cause probable serait un traumatisme. Jouissant antérieurement de toutes ses facultés, il a reçu, quelques années auparavant, un coup de pied de cheval à la tête, à la suite duquel survinrent des accès épileptiques et une faiblesse intellectuelle de plus en plus prononcée. A la suite de ses accès, il s'excite et devient furieux.

Le 11 janvier 1877, il est pris de fièvre typhoïde bien caractérisée, grave (forme ataxo-adynamique). Cependant L... guérit assez rapidement, et la convalescence se fait sans incident. Pendant toute la durée de sa maladie, le malade n'a pas eu d'attaques d'épilepsie.

Mars 1877. Les accès n'ont pas reparu.

Avril. L... est toujours calme; il n'a pas d'accès et s'occupe aux travaux de terrassement.

Au 22 mai, date de la sortie de L..., aucun accès d'épilepsie n'est survenu depuis le début de la fièvre typhoïde, c'est-à-dire depuis quatre mois et demi. (Avant la fièvre typhoïde, les accès reparaissaient plusieurs fois par semaine).

RÉFLEXIONS. — Ici encore la fièvre typhoïde a fait cesser les accès d'épilepsie et, par ce fait, à la date de la sortie, le malade, sans avoir repris possession de toutes ses facultés intellectuelles, présentait une amélioration sérieuse (1).

(1) Nous tenons à remercier notre ancien collègue, M. le docteur Mabille, et MM. Parisse et Cassidanius, pour les observations qu'ils ont bien voulu nous compléter ou nous communiquer.

CAUSES

De la rareté de la fièvre typhoïde chez les aliénés. — Causes probables de la fièvre typhoïde à Maréville.

Nous avons vu dans notre historique quels sont les travaux antérieurs relatifs à l'affection qui nous occupe. Si Pinel, Esquirol ont cru à l'extrême fréquence de la fièvre typhoïde chez les aliénés, c'est qu'ils ont confondu cette maladie « avec une phlegmasie intestinale diffuse. » Après eux, Calmeil, Thore et tous les autres manigraphes sont d'accord pour reconnaître la rareté de la fièvre typhoïde en tant que maladie incidente. Nous nous sommes donc demandé quelles pouvaient être les causes de cette rareté, et voici les résultats auxquels nous sommes arrivé :

1° Les affections mentales peuvent être engendrées par la fièvre typhoïde. Ce fait est reconnu par tous ; il n'est point de traité de pathologie mentale où, dans l'étiologie, le typhus abdominal ne soit placé en première ligne. Il est évident que le malade, dont l'aliénation est due à cette cause, sont moins aptes que d'autres à être atteints d'une affection qui généralement ne récidive pas.

2° La fièvre typhoïde est une maladie de l'âge adulte.

En effet, « il résulte des faits consignés dans les ouvrages de Chomel et de Louis que la maladie a son maximum de fréquence de dix-huit à trente ans, qu'elle est rare au-dessus de quarante ; ces auteurs ne l'ont jamais vue après cinquante-cinq ans. » Grisolle, *Pathologie interne*, t. I, p. 48.

Si, d'autre part, nous considérons la folie au point de vue de l'âge, nous voyons que : « A part l'idiotie et l'imbécillité, la folie est rare avant la puberté. De vingt à trente ans, elle devient plus fréquente ;

de trente à quarante ans le nombre des aliénés est très considérable. Cette dernière période, qui est celle de l'émancipation domestique, et des préoccupations de famille, est la plus dangereuse pour l'homme, d'après les calculs de M. Parchappe, tandis que la femme serait surtout exposée à la folie vers l'âge critique, entre quarante et cinquante ans. » (Marcé, *Maladies mentales*, p. 112.)

Nous sommes donc obligé de reconnaître que, parmi les individus qni entrent dans les asiles, les uns ont eu la fièvre typhoïde, les autres (et ils sont les plus nombreux) ont dépassé l'âge auquel survient généralement cette affection. Il ne reste donc plus dans la population des asiles que les idiots, les imbéciles qui entrent dès leur enfance, et un nombre assez restreint de malades capables de subir l'intoxication typhoïde.

Nous devons encore tenir compte de l'hygiène suivie dans les asiles : les aliénés se lèvent tous les jours aux mêmes heures, prennent tous leurs repas à des heures régulières et se couchent de même, s'occupant plus ou moins dans la journée, mais sans jamais commettre le moindre écart de régime ; en un mot, ils sont placés sous l'œil du médecin dont ils suivent généralement toutes les prescriptions avec une grande exactitude, toutes conditions qui expliquent encore la rareté des épidémies dans les maisons d'aliénés, et en particulier la rareté de la fièvre typhoïde. Telles sont les causes générales de cette rareté.

Ayant eu l'occasion d'observer plusieurs cas de fièvre typhoïde à l'Asile de Maréville, nous avons recherché quelles en pouvaient être les causes spéciales. Trois éléments principaux, selon nous, ont contribué puissamment au développement de cette maladie. Ce sont : 1° l'encombrement ; 2° un air vicié par les émanations des fosses d'aisances, et 3° un défaut dans l'alimentation.

Étudions séparément chacune de ces causes.

A la fin de l'année 1876 et pendant toute la durée de 1877, il y eut un mouvement considérable dans la population de l'Asile de Maréville. On compta, certains jours, jusqu'à cinq et six entrées. La population augmenta à tel point dans la division des femmes que, faute de lits, on fut obligé de coucher les malades simplement sur des matelas. A l'infirmerie générale il y avait un et souvent deux lits à terre ; à Sainte-Pauline, quartier des agitées, même entassement des malades. Sainte-Adélaïde, le quartier des gâteuses, où toute espèce d'encombrement doit être évité, comptait deux et parfois trois lits à terre. Ce quartier étant aussi destiné aux enfants, un lit servait souvent à deux malades, enfants il est vrai, mais qui n'en apportaient pas moins leur contingent dans la viciation de l'air. Il n'y eut point de lits à terre dans les autres quartiers ; nous n'en parlerons donc pas ; cependant nous dirons un mot du quartier Sainte-Françoise, le plus grand de tout l'asile. A ce quartier se trouvait annexée une chambre de douze mètres de long environ sur dix de large et dont le plafond était peu élevé. Cette chambre servait de dortoir. Les lits étaient tellement rapprochés les uns des autres que les malades pouvaient à peine passer dans l'intervalle. A cette époque nous avons calculé approximativement la quantité de mètres cubes d'air que chaque malade avait à dépenser, et nous sommes arrivé à un chiffre inférieur à 8, chiffre bien insuffisant d'après les données de tous les auteurs. Küss, *Physiologie*, page 361 : « Il faut au moins 4 mètres cubes d'air par heure pour suffire à notre » respiration. Mais tenant compte des diverses combustions et décom- » positions qui se produisent autour de nous, et qui contribuent large- » ment à vicier l'air, les hygiénistes ont plus que doublé ce nombre, » et il est généralement admis que pour que toutes les conditions de » l'hygiène soient remplies, un homme doit disposer de 10 mètres » cubes d'air pur par heure. »

Nous avions soin, il est vrai, d'aérer nos dortoirs pendant la journée : les fenêtres étaient largement ouvertes, mais la nuit elles étaient fermées et les malades ne pouvaient respirer qu'un air vicié par l'acide carbonique ainsi que par des émanations diverses.

Tous les aliénistes reconnaissent avec Marcé que les lieux d'aisances doivent être placés en dehors des quartiers. « Les lieux d'aisances

» seront éloignés des bâtiments, afin de préserver les salles des éma-» nations fétides qu'ils répandent ; cependant, dans les infirmeries, il » sera bon, tout en les isolant, de les rattacher aux salles par des cou-» loirs fermés. On aura soin de les assainir à l'aide de courants d'eau » abondants, d'une ventilation suffisante et d'appareils hermétique-» ment clos, etc. » (Marcé, *Maladies mentales*, p. 224.)

A Maréville, il n'en est pas ainsi. Pour ne citer que l'infirmerie générale, nous pouvons dire que, sous ce rapport, elle est le quartier le plus malsain de tout l'asile. Les lieux d'aisances se trouvent au rez-de-chaussée, à gauche en entrant et dans l'intérieur même du bâtiment. C'est une espèce de couloir de quelques mètres de profondeur et très mal aéré. Les matières fécales sont recueillies dans des baquets ouverts qui doivent être enlevés chaque matin, les réservoirs laissent s'échapper des émanations qui, ne trouvant d'autre issue que la porte d'entrée, viennent se répandre dans tout le quartier et l'infecter. Il faut être entré dans ce bâtiment pour avoir une idée de l'odeur repoussante produite par cet état de choses. Et pourtant de nombreuses malades vivent dans ce milieu empesté : le foyer de ces émanations se trouve juste à la porte d'une des principales salles de l'infirmerie, et de pauvres folles alitées doivent respirer constamment un air ainsi vicié.

A ce point de vue, tous les quartiers ne sont pas, il est vrai, aussi malsains ; cependant le quartier des agitées est loin d'être favorisé. Adossé à la côte qui lui forme presque entièrement une de ses faces, ce bâtiment possède trois cours ; l'une est destinée aux agitées, la seconde aux agitées temporairement tranquilles, et la troisième réservée aux pensionnaires de la même catégorie.

La cour destinée aux agitées est entourée de murs très élevés qui rendent assez difficile le renouvellement de l'air. Dans l'un des coins de cette cour se trouvent les lieux d'aisances, qui sont placés au-dessus d'un réservoir spécial, appelé vulgairement *chambre commune*. Cette chambre commune se trouve située au centre de tous les quartiers, sur un chemin dans lequel existent presque constamment des courants d'air, et est destinée à recevoir dans des tonneaux ouverts toutes les matières fécales de la division des femmes. Cette chambre n'étant jamais fermée ou l'étant incomplètement, il s'établit très souvent deux courants inverses : l'un de bas en haut et l'autre de haut en bas. Le premier vient infecter la cour des agitées, le second envoie des émanations fétides dans le chemin d'où elles se répandent dans les quartiers voisins.

Ce n'est pas tout : deux ou trois fois par semaine, les tonneaux dont nous avons parlé, une fois remplis de matières fécales, sont transportés au dehors pour être vidés dans une fosse située à deux cents mètres à peine de l'entrée de l'asile. (Certains jours, l'été surtout, les émanations produites par ce nouveau foyer d'infection étaient telles que le concierge n'ouvrait presque jamais ses fenêtres).

Ces détails exposés, il nous semble qu'il serait bien urgent, au point de vue prophylactique : 1° de transformer les lieux d'aisances et de les placer en dehors des quartiers ; 2° de supprimer la chambre commune, et enfin 3° de transporter plus loin de l'Asile les matières fécales.

Il ne nous reste plus maintenant qu'à parler de l'alimentation. Marcé, dans son *Traité des maladies mentales*, a parfaitement résolu cette question. Nous ne pouvons mieux faire d'ailleurs que de citer textuellement cet auteur, p. 195 : « Il faut, dit-il, que l'alimentation des aliénés soit tonique et réparatrice. » Et plus loin : « Le médecin de l'établissement des Quakers, près d'York, le docteur Thurnam, a fait ressortir dans ses tables statistiques l'influence qu'exercent les aliments trop peu nutritifs sur la longévité des aliénés. Il a pris pour point de départ une série d'établissements et les a groupés en deux catégories ; dans l'une il a rangé ceux où le régime était convenable, dans l'autre il a compris ceux qui laissaient à désirer sous le rapport des aliments. Or voici les résultats curieux auxquels il est parvenu. Il a constaté que là où les malades étaient bien nourris on obtenait

43,70 guérisons sur 100 malades, tandis que dans les autres établissements, la proportion n'était que de 37,75 ; quant aux premiers, la mortalité était de 9,35 pour 100 ; pour les seconds, elle s'élevait à 14,54 pour 100. Le docteur Conolly rapporte qu'à Hanvell, on est arrivé à un résultat qui confirme les calculs de M. Thurnam : la quantité de nourriture ayant été augmentée, les sorties, qui n'étaient que de 22 avant cette amélioration du régime, ont atteint le chiffre de 28, et la mortalité, qui était de 11,69, est descendue à 8,56. Ces faits, ajoute Guislain, sont concluants ; on les invoque chaque fois qu'il s'agit d'indiquer le régime auquel doivent être soumis les aliénés. »

A Maréville, l'alimentation laisse beaucoup à désirer. Aussi ferons-nous remarquer que toutes nos observations ont été prises sur des indigents ou sur des pensionnaires de 4e classe, c'est-à-dire assimilés aux indigents. Aucun aliéné des trois autres classes n'a eu la fièvre typhoïde. Est-ce une simple coïncidence, ou bien le régime meilleur de nos pensionnaires aurait-il suffi pour les soustraire à cette affection ? Nous l'ignorons : cependant cette dernière hypothèse nous paraît la plus probable. Nous croyons intéressant de donner ci-dessous le tableau du régime des indigents :

MATIN 7 h. —			DÉJEUNER 10 h.			DINER 5 h.	
			1er PLAT.	2e PLAT.		1er PLAT.	2e PLAT.
Dimanche..	Panade.	Vin, 25 centilitres.	Soupe maigre.	Plat maigre.	Pas de vin.	Soupe grasse.	bœuf.
Lundi.....	id.		id.	id.		— au lard.	lard.
Mardi.....	id.		id.	id.		— grasse.	bœuf.
Mercredi...	id.		id.	id.		— maigre.	plat maigre.
Jeudi.....	id.		id.	id.		— grasse.	bœuf ou lard.
Vendredi..	id.		id.	id.		— maigre.	plat maigre.
Samedi....	id.		id.	id.		— grasse.	bœuf ou lard.

Parfois une portion de fromage tient lieu de plat maigre.

Ainsi donc nos malades ont seulement trois et quatre fois de la viande par semaine, ce qui n'est pas suffisant. Tous les autres repas sont composés de plats maigres, à part le lundi soir, où se trouve du lard. Le matin seulement, les malades ont un verre de vin à leur déjeuner.

Je ne veux pas insister davantage sur ce sujet. On voit assez clairement par ce tableau, qui est loin d'être exagéré, que l'alimentation est insuffisante. Cela tient à des causes qui auraient besoin d'être connues pour être supprimées; mais nous ne pouvons aborder ce sujet sans nous écarter de la tâche que nous nous sommes imposée. Nous nous contenterons de dire que tout le temps que l'Administration de l'Asile de Maréville cherchera à réaliser des bénéfices considérables, elle le fera au détriment de la nutrition des malades et ne parviendra jamais à faire augmenter par le Conseil général de Meurthe-et-Moselle le prix de journée de présence trop peu élevé pour les aliénés de notre département.

Ainsi donc : encombrement, viciation de l'air par les lieux d'aisances, alimentation mauvaise, telles sont les causes réunies qui ont pu, à notre avis, engendrer la fièvre typhoïde à Maréville en 1877. Ces causes subsistaient avant notre entrée à l'Asile. Nos prédécesseurs avaient donc pu observer des cas de fièvre typhoïde. Nous avons fait des recherches d'après les statistiques des décès depuis l'année 1857 et nous sommes arrivé aux chiffres suivants :

Années.	Décès par fièvre typhoïde.	Années.	Décès par fièvre typhoïde.
1859	1	1870	2
1860	2	1871	4
1862	1	1873	2
1863	3	1874	1
1865	2	1877	2
1866	1	1878	1
1868	3	1879	1

Dans la plupart des cas, l'autopsie a été faite et les lésions anatomiques constatées ont confirmé le diagnostic de fièvre typhoïde. Il ne peut donc rester aucun doute sur l'exactitude de ce diagnostic.

Il est évident que ces résultats ne sont pas complets, en ce sens que cette statistique ne comprend pas tous les aliénés qui ont eu la fièvre typhoïde, mais seulement ceux qui ont succombé à cette affection. On peut à plus forte raison en conclure que la fièvre typhoïde est endémique à Maréville et qu'elle y est plus fréquente que dans les autres maisons d'aliénés. Nous avons dit que dans les divers asiles cette affection est excessivement rare. Il paraît donc évident que cette situation défavorable de Maréville ne peut tenir qu'à des conditions spéciales à l'Asile, aux causes que nous avons indiquées plus haut.

RÉFLEXIONS GÉNÉRALES

Les maladies incidentes survenant dans le cours des affections mentales, ont de tout temps intéressé les médecins aliénistes. De nombreux travaux ont été faits sur ce sujet, et dans tous, on parlait de leur influence favorable sur la guérison de la folie. Esquirol, *Des maladies mentales*, t. I, p. 350 : « Il est peu de maladies choniques qui n'aient été guéries par le développement d'une fièvre inattendue. Tous les praticiens ne cessent d'exprimer le regret de n'avoir pas en leur pouvoir la faculté d'exciter la fièvre ; plusieurs ont essayé de la faire naître. » Et plus loin : « ce que l'art ne peut toujours faire, la nature l'opère pour quelques individus et il n'est pas rare que non seulement des fièvres symptomatiques, mais des fièvres essentielles jugent la folie. » Georget, dans le *Dictionnaire des sciences médicales* (Art. *Folie*, t. 16, p. 198). « La folie se complique avec les maladies intercurrentes, qui ont une influence plus ou moins marquée sur le délire, soit qu'elles le suspendent, soit qu'elles le fassent cesser, soit qu'elles terminent les jours des aliénés. » — On alla jusqu'à considérer les affections incidentes comme des crises nécessaires à la guérison des maladies mentales, et on les regarda comme la base d'un traitement. On donnait, par exemple, la gale aux malades pour les guérir de la folie. Gardanne prétendait arriver au même résultat par l'inoculation de la petite vérole. « Les sétons, les moxas, le cautère actuel, les ventouses, les vésicatoires, le trépan, les frictions mercurielles furent conseillés. » (Georget, même ouvrage, p. 236.)

Cette influence des maladies incidentes sur les vésanies était certainement exagérée. Aussi des médecins aliénistes tombèrent ensuite dans l'excès contraire et attribuèrent les cas de guérison à de simples coïncidences. Pour nous, nous avons pu constater plusieurs cas de folie qui assurément ne guérirent que grâce à une affection aiguë, à une pneumonie qui avaient mis les jours de nos malades en danger. Des observations nombreuses de maladies sont citées dans les auteurs, comme ayant amené la guérison de la folie. Nous croyons donc pouvoir dire que parfois une maladie incidente peut juger la folie et que, selon nous, la maladie intercurrente qui aurait l'influence la plus heureuse est bien certainement la fièvre typhoïde. Les observations que nous avons relatées précédemment viennent confirmer nos assertions.

Les deux malades qui font le sujet de nos deux premières observations étaient atteints de manie aiguë. Aussitôt que les premiers symptômes de la fièvre typhoïde furent constatés, on nota la cessation de l'agitation et la disparition des hallucinations. Il n'y avait plus aucun délire et nos deux malades, ayant complètement recouvré l'usage de leurs facultés intellectuelles, répondaient parfaitement à nos questions. Cet état de raison ne fit qu'augmenter pendant toute la durée de la fièvre typhoïde et nous pûmes constater, avec la guérison de cette affection, la guérison complète de la maladie mentale. Voisin a cherché à expliquer ces faits : (*Leçons cliniques sur les maladies mentales*, p. 65). « L'influence de la sthénie sur la production des troubles mentaux et physiques (que je viens d'exprimer) me paraît encore corroborée par un fait d'observation que tout médecin a pu constater sur les aliénés atteints de folie simple, à savoir : que le délire diminue et même cesse pendant les maladies fébriles. Des aliénés pris de fièvre symptomatique, d'une angine, d'une pleurésie, d'une pneumonie, et qui s'étaient refusés jusque là à parler ou à répondre ont adressé à d'autres confrères, comme à moi, des paroles raisonnables et fourni des renseignements exacts sur leurs antécédents, sur leurs conceptions délirantes et sur leurs hallucinations. La fièvre avait déterminé dans le cerveau de ces aliénés une paralysie vaso-motrice sous l'influence de laquelle l'état sthénique des vaisseaux avait diminué ou cessé temporairement. »

Morel, dans ses *Études cliniques*, professe les mêmes idées (tome I,

p. 282) : « De toutes les maladies asthéniques, il n'en est aucune qui, sous le rapport de la dépression, ait une influence aussi grande sur les facultés intellectuelles que la fièvre typhoïde. Nous possédons à l'Asile plusieurs malades dont la démence précoce ne reconnaît pas d'autre cause. Cette influence déprimante a été observée par nous dans des cas de manies aiguës, où l'intercurrence d'un état typhoïde a fait cesser tous les phénomènes d'exacerbation, et amené une crise qui a été des plus heureuses pour la terminaison de la maladie principale. » Marcé, dans son *Traité pratique des maladies mentales*, se contente de le constater (p. 92) : « L'apparition d'un mouvement fébrile a souvent exercé une influence des plus énergiques sur l'heureuse terminaison de la folie et prouvé toute la vérité de l'axiome hippocratique : *Febris spasmos solvit.* » Quant à nous, notre but sera atteint si notre travail fait accepter les mêmes conclusions. Nous ne voulons point discuter les théories, mais simplement exposer les faits que nos fonctions d'interne nous ont permis d'observer pendant notre séjour à Maréville.

Les malades qui font le sujet des observations 3 et 4 ont présenté les mêmes symptômes psychiques que les deux premiers, pendant toute la durée de l'affection typhoïde. Nous aurions pu rationnellement espérer une guérison de l'état mental ; mais nos malades ont succombé à la fièvre typhoïde. Chez elles, il n'y eut de délire constaté que deux jours avant la mort, lorsqu'apparurent les complications pulmonaires.

Les observations 5 et 6 présentent aussi un intérêt tout particulier. La 5e est l'histoire d'une malade atteinte de manie chronique, depuis de nombreuses années et classée parmi nos incurables. La 6e concerne une femme atteinte de folie héréditaire. Aliénée depuis l'enfance, elle ne présentait aucune chance de guérison. Néanmoins nous pûmes constater, chez ces deux malades, avec l'apparition des symptômes de la fièvre typhoïde, la disparition des troubles intellectuels. Nos malades avaient complètement recouvré la raison. Il n'y avait plus chez elles, ni délire, ni hallucinations, ni incohérence dans les idées. Cet état satisfaisant, qui persista pendant toute la durée et même près d'un mois après la guérison de la fièvre typhoïde, fut tel que nous pûmes, un instant, les croire guéries.

Dans l'observation 7, nous avons affaire à une imbécile. Nous ne voulons pas prétendre que la fièvre typhoïde guérisse l'imbécillité, mais nous tenons néanmoins à faire remarquer que, pendant la durée de l'affection, la malade répondait bien mieux qu'auparavant aux questions que nous lui adressions. — M. Nasse aurait observé une amélioration temporaire réelle des facultés intellectuelles. Citons à l'appui l'observation suivante (*Annales médico-psychologiques*, t. III, 1re série, p. 335) : « Une idiote est atteinte d'une fièvre typhoïde ; pendant la convalescence, elle avait tellement repris ses facultés que M. Nasse la crut guérie de l'idiotisme ; mais bientôt elle y retomba. »

L'observation 8 se rapporte à un sujet atteint de folie mélancolique stupide. C'est la seule malade chez laquelle nous n'ayons observé aucune modification de l'état mental, pendant la fièvre typhoïde. Il n'est pas étonnant que cette dernière affection, caractérisée principalement par la stupeur, n'ait pas fait disparaître la stupeur préexistante ; mais nous pouvons ajouter qu'elle n'a pas été augmentée et qu'elle n'a été accompagnée d'aucun délire. La malade ayant succombé à l'affection typhoïde, nous n'avons pu juger les modifications que cette maladie aurait pu apporter dans l'état mental si la fièvre typhoïde s'était terminée par la guérison. Nasse a observé, dans cette forme de folie, des résultats heureux.

Dans l'observation 9, nous trouvons une personne atteinte de démence organique ; nous ne pouvions non plus espérer de bien grandes modifications. Aussi l'état mental a-t-il été peu influencé. On constata simplement l'absence du délire.

Dans les observations 10 et 11, nous avons affaire à deux épileptiques. Là encore, nous retrouvons l'influence heureuse de la fièvre typhoïde. Dans les deux cas, les accès d'épilepsie ont été suspendus pendant toute la durée de la fièvre typhoïde ; mais chez la première malade ils ont reparu après la convalescence et entraîné la mort. Quant au second malade, nous ne voulons pas affirmer la guérison, mais nous tenons à constater que quatre mois et demi après la fièvre typhoïde, au moment de sa sortie de Maréville, les accès d'épilepsie n'avaient pas reparu.

Quant à la marche de la fièvre typhoïde chez les aliénés, nous ne nous arrêterons qu'aux détails suivants : Les prodromes de l'affection furent chez nos aliénés les mêmes que ceux que l'on rencontre chez les autres personnes : céphalalgie intense, courbatures générales, épistaxis, hémorrhagies utérines, etc. — La température ne présenta rien de particulier ; il en fut de même du pouls. — Mais il est un point qui nous a surtout frappé et que nous tenons à faire ressortir. — Outre nos malades, nous avons eu, pendant l'épidémie de 1877, cinq de nos infirmières qui ont été simultanément atteintes de fièvre typhoïde. Tandis que les typhiques aliénés ne présentaient pas de délire, quatre de ces infirmières eurent un délire intense, tel qu'on l'observe chez les malades ordinaires. La stupeur fut également plus marquée chez elles que chez les malades de l'asile.

CONCLUSIONS

1° La fièvre typhoïde est très rare dans les asiles d'aliénés ;

2° Elle est plus fréquente dans l'Asile de Maréville et aurait pour causes principales :

a) Encombrement ;

b) Lieux d'aisances ;

c) Alimentation ;

3° La fièvre typhoïde exerce généralement une influence favorable sur les maladies mentales :

a) Dans la *manie aiguë*, la fièvre typhoïde peut amener une guérison complète ;

b) Dans les *folies chroniques*, la fièvre typhoïde fait disparaître momentanément le délire, les hallucinations, les illusions ; elle produit, en un mot, une guérison temporaire ;

c) L'*idiotie* et la *démence* sont peu influencées par la fièvre typhoïde ;

d) Dans l'*épilepsie*, la fièvre typhoïde, pendant toute sa durée, suspend les accès.

Nancy. Imprimerie Nancéienne, rue de la Pépinière, 1. Directeur : Gebhart.

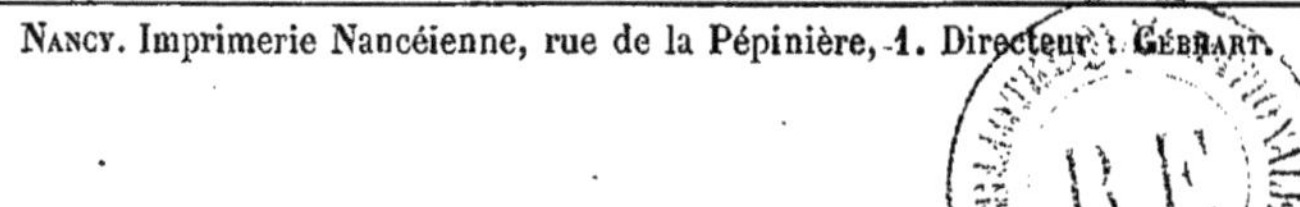

www.ingramcontent.com/pod-product-compliance
Ingram Content Group UK Ltd.
Pitfield, Milton Keynes, MK11 3LW, UK
UKHW020410220726
13923UKWH00004B/1861